FORSCHUNGSBERICHTE DES LANDES NORDRHEIN-WESTFALEN

Nr. 2901/Fachgruppe Medizin

Herausgegeben vom Minister für Wissenschaft und Forschung

## Untersuchungen zur Frage der medizinischen Bedeutung von zwei in der Bundesrepublik Deutschland aus Zecken isolierten Viren

Prof. Dr. Rudolf Ackermann
Dr. Brunhilde Rehse-Küpper
Abteilung für Virologie
in der Universitäts-Nervenklinik Köln

Suche nach neutralisierenden Serumantikörpern
gegen Eyach-Virus bei
der Bevölkerung Süddeutschlands

Prof. Dr. Rudolf Ackermann
Dr. Bahram Abar · Dr. Ulf Runne*
Abteilung für Virologie
in der Universitäts-Nervenklinik Köln
* Universitäts-Hautklinik Köln

Zelluläre Immunreaktionen gegen Tettnang-Virus
bei der durch Zecken übertragenen
Meningopolyneuritis Garin-Bujadoux-Bannwarth
und beim Erythema chronicum migrans

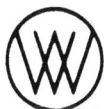

Springer Fachmedien Wiesbaden GmbH 1979

CIP-Kurztitelaufnahme der Deutschen Bibliothek

<u>Untersuchungen zur Frage der medizinischen Bedeutung von zwei in der Bundesrepublik Deutschland aus Zecken isolierten Viren.</u> - Opladen : Westdeutscher Verlag, 1979.
  (Forschungsberichte des Landes Nordrhein-Westfalen ; Nr. 2901 : Fachgruppe Medizin)
  Enth.: Suche nach neutralisierenden Serumantikörpern gegen Eyach-Virus bei der Bevölkerung Süddeutschlands / Rudolf Ackermann ; Brunhilde Rehse-Küpper. - Zelluläre Immunreaktionen gegen Tettnang-Virus bei der durch Zecken übertragenen Meningopolyneuritis Garin-Bujadoux-Bannwarth und beim Erythema chronicum migrans / Rudolf Ackermann ; Bahram Abar ; Ulf Runne.
  ISBN 978-3-531-02901-6
NE: Ackermann, Rudolf: Suche nach neutralisierenden Serumantikörpern gegen Eyach-Virus bei der Bevölkerung Süddeutschlands; Ackermann, Rudolf: Zelluläre Immunreaktionen gegen Tettnang-Virus bei der durch Zecken übertragenen Meningopolyneuritis Garin-Bujadoux-Bannwarth und beim Erythema chronicum migrans

© 1979 by Springer Fachmedien Wiesbaden
Ursprünglich erschienen bei Westdeutscher Verlag GmbH, Opladen 1979
Gesamtherstellung: Westdeutscher Verlag

ISBN 978-3-531-02901-6      ISBN 978-3-663-19770-6 (eBook)
DOI 10.1007/978-3-663-19770-6

Inhalt


Suche nach neutralisierenden Serumantikörpern gegen
Eyach-Virus bei der Bevölkerung Süddeutschlands.

| | |
|---|---|
| Einleitung | 1 |
| Material und Methoden | 4 |
| Ergebnisse | 7 |
| Diskussion | 9 |
| Zusammenfassung | 12 |
| Literatur | 13 |
| Tabellen | 14 |


Zelluläre Immunreaktionen gegen Tettnang-Virus bei
der durch Zecken übertragenen Meningopolyneuritis
Garin-Bujadoux-Bannwarth und beim Erythema chronicum
migrans

| | |
|---|---|
| Einleitung | 19 |
| Material und Methoden | 23 |
| Ergebnisse | 27 |
| Diskussion | 29 |
| Zusammenfassung | 30 |
| Literatur | 31 |
| Tabellen und Abbildungen | 33 |

R. Ackermann, B. Rehse-Küpper

Suche nach neutralisierenden Serumantikörpern gegen
Eyach-Virus bei der Bevölkerung Süddeutschlands [+]

## Einleitung

Das Eyach-Virus wurde im Jahre 1972 bei Isolierungsversuchen in einem Naturherd des Virus der Zentraleuropäischen Enzephalitis (CEE) in Baden-Württemberg entdeckt (Rehse-Küpper u. Mitarb., 1976). Es erwies sich als der erste außerhalb des nordamerikanischen Kontinents nachgewiesene Verwandte des Colorado-Zeckenfieber (CTF) -Virus. Dieser Erreger ruft in weiten Gebieten der USA Erkrankungen des Menschen hervor. Deshalb liegt die Frage nahe, ob das Eyach-Virus in Europa als Krankheitserreger in Betracht kommt.

Krankheitsbilder, wie sie heute dem CTF-Virus zugeschrieben werden, wurden in den USA bereits seit der Mitte des vergangenen Jahrhunderts beschrieben. Ende der zwanziger und Anfang der dreißiger Jahre dieses Jahrhunderts grenzte Becker (1930) ein einheitliches, durch Zecken übertragenes Krankheitsbild ab und empfahl als Bezeichnung Colorado Tick Fever. Zu Beginn der vierziger Jahre gelang es Florio und Mitarbeitern (1944) die Erkrankung beim Menschen hervorzurufen, indem sie Serum von Kranken übertrugen.

Das CTF-Virus ist trotz seiner Lipidhülle relativ beständig gegenüber organischen Lösungsmitteln. Es hat einen Durchmesser von 80 nm und ein rundes Capsid von 50 nm. Sein Kern besteht aus doppelsträngiger Ribonucleinsäure. Es wird deshalb zur Diplorna-Virusfamilie gerechnet.

Hauptüberträger des CTF-Virus ist die "Waldzecke" Dermacentor andersoni, in deren Verbreitungsgebiet es in Nordamerika angetroffen wird. Gelegentlich wurde es auch bei anderen Zeckenarten gefunden, so bei Dermacentor occidentalis, Dermacentor

---

[+] Für ihre wertvolle technische Hilfe danken wir
Frau A. Preuß-Henter, Frau M. Schneider, Frau I. Szymanski

parumapertus, Dermacentor albipictus und Otobius lagophilus. Kleine Nagetiere wie die Langschwanzmaus Peromyscus maniculatus und Hörnchenarten wie Eutamias amoenus, Citellus lateralis, Citellus columbianus und Tamiasciurus hudsonicus richardsoni sowie das Stachelschwein Eryhizon dorsatum entwickeln nach der Infektion eine Virämie und sorgen durch die Weitergabe des Erregers an blutsaugende Zecken für einen dauerhaften Kreislauf.

Beim Menschen kommt es 3 bis 6 Tage nach dem Zeckenstich plötzlich zu Frösteln, Krankheitsgefühl, Fieber, Kopf- und retrobulbären Schmerzen, schweren Muskelschmerzen, Schwindel und gelegentlichem Erbrechen. Der körperliche Befund ist oft uncharakteristisch und wie die Tachykardie und das gerötete Gesicht auf das Fieber zu beziehen. In manchen Fällen kommt es zu einer kurzen Remission, die von erneutem Fieber gefolgt wird. Selbst drei bis vier solcher Verschlimmerungen kommen vor. Bindehaut und Rachen können gerötet sein; zuweilen ist die Milz vergrößert. Bei manchen Kranken kommt es darüber hinaus zu Bewußtseinstrübung, Nackensteifigkeit und Erbrechen. Der Liquor ist im Sinne einer abakteriellen Meningitis verändert. In selteneren Fällen ist ein petechialer Hautausschlag an Armen und Beinen oder ein maculopapulöses Exanthem am ganzen Körper zu beobachten. Charakteristisch ist eine am 3. Tage auftretende, am 5. und 6. Tag am stärksten ausgeprägte Leukopenie. Die Prognose ist im allgemeinen günstig. Schwere Verläufe wie Enzephalitiden oder Blutungen betreffen nahezu ausschließlich Kinder.

Die Erkrankung befällt vorzugsweise in der Land- und Forstwirtschaft Beschäftigte, Jäger und Spaziergänger. Sie wird im Umkreis des nordamerikanischen Felsengebirges beobachtet, und zwar bisher in den Staaten Kalifornien, Colorado, Idaho, Montana, Nevada, Oregon, Utah, Washington und Wyoming, ferner in den kanadischen Provinzen Alberta und British Columbia.

Für die virologische Diagnose kann das CTF-Virus aus dem Blut isoliert werden. Der an die Blutkörperchen gebundene Erreger ist während der gesamten Krankheit und darüber hinaus bis zu 120 Tagen nach Krankheitsbeginn nachweisbar. Die ätiologische

Zuordnung der Erkrankung gelingt ferner über den Nachweis eines Titeranstiegs der komplentbindenden, der neutralisierenden oder der fluoreszierenden Antikörper 4 bis 6 Wochen nach Krankheitsbeginn.

Eine spezifische Therapie ist noch nicht bekannt. Die Prophylaxe besteht vornehmlich in geeigneter Schutzkleidung gegen Zeckenkontakt oder im Vermeiden der Endemiebezirke. Eine formalin-inaktivierte Vaccine wurde erprobt, jedoch bislang nicht zugelassen.

Das Eyach-Virus wurde 60 km südwestlich von Stuttgart im Neckartal in der Nachbarschaft des 380 m hoch gelegenen Dorfes Eyach aus Zecken der in Europa weit verbreiteten Art Ixodes ricinus isoliert. Säuglingsmäuse erkranken nach intrazerebraler Injektion des Erregers an einer schweren Enzephalitis, die nach 6 bis 8 Tagen tödlich endet. Erwachsene Mäuse zeigen nach der Infektion keinerlei Krankheitserscheinungen, entwickeln jedoch hohe Titer von Serumantikörpern.

Das Eyach-Virus passiert Membranfilter der Porenweite 200 nm, nicht jedoch von 100 nm. Es ist relativ widerstandsfähig gegenüber Äther und Natriumdesoxycholat, nicht jedoch gegenüber Chloroform. Die serologische Verwandtschaft mit dem CTF-Virus zeigt sich in deutlicher Kreuzreaktion in der Komplementbindungsreaktion. Eyach-Virus-Antigen reagiert mit CTF-Virus-Immunserum und CTF-Virus-Antigen reagiert mit Eyach-Immunserum. Im Neutralisationsversuch ist die serologische Beziehung einseitiger. Das Eyach-Virus wird von CTF-Virus-Antiserum neutralisiert, jedoch neutralisiert Eyach-Virus-Antiserum nicht das CTF-Virus.

Über den Viruswirtskreislauf, die geographische Verbreitung und eine medizinische Bedeutung des Eyach-Virus ist bisher nichts bekannt. Die Zeckenarten, die das CTF-Virus in Nordamerika übertragen, kommen ebenso wie die dortigen Nagetierwirte in Europa nicht vor. Das Eyach-Virus wurde aus Ixodes ricinus isoliert, welche Zeckenart wiederum nicht in Nordamerika vorkommt.

Das auf unserem Kontinent zu unterstellende Wirtsspektrum in bezug auf den Vektor und die den Erreger vermehrenden Wirbeltiere mag die Aktivität der Naturherde fördern oder hemmen. Hiervon dürfte maßgeblich die Verbreitung des Erregers in Europa abhängen. Wiederholte Versuche, den Erreger erneut am gleichen Platz bei Eyach aus Zecken zu isolieren, schlugen bisher fehl. Auch wurde er bisher nicht in anderen Teilen Europas isoliert.

Die Verwandtschaft zum CTF-Virus und die Empfänglichkeit von Primatenzellen in vitro lassen vermuten, daß auch das Eyach-Virus für den Menschen pathogen ist. Krankheitsfälle könnten wegen einer wenig charakteristischen Symptomatik übersehen worden sein. Da neutralisierende Antikörper nach einer Infektion vermutlich lebenslang nachweisbar bleiben, deuten sie auf eine durchgemachte Infektion hin. So wurden in Endemiegebieten der USA unterschiedliche Antikörperraten gegen das CTF-Virus gefunden. Gerloff und Eklund (1959) fanden bei 178 Schafscherern in Montana 32%, bei 116 Personen verschiedener Berufe in Idaho 5 % Antikörperträger. Demgegenüber entdeckten Kettyls (1968) und Mitarbeiter unter 1268 Probanden aus British Columbia nur zwei mit Antikörpern gegen CTF-Virus.

Dabei erscheint die Titerhöhe zum Teil von dem angewandten Prinzip, der Virus- oder der Serumabstufung, abzuhängen. Gerloff und Eklund untersuchten mit zwei verschiedenen Antikörpernachweisverfahren 505 Seren. Acht Seren lieferten dabei mit der Serumverdünnungstechnik in der Gewebekultur Titer von 1:8 bis 1:128, waren jedoch bei der Virusverdünnungstechnik im Mäuseversuch negativ. Demgegenüber waren 13 im Mäuseversuch schwach positive Proben im Gewebekulturansatz mit der Serumverdünnung negativ. Mit beiden Verfahren positive Titer lieferten demgegenüber 154 Seren.

Material und Methoden

a) Seren:
Wir entnahmen 179 Seren einer eigenen Sammlung aus den

Jahren 1962-1966, die einer CEE-Virus-Antikörperstudie gedient hatte.

36 weitere Seren stammten von Patienten, die einen Zeckenbiß in der Vorgeschichte angegeben hatten. Sie waren uns in den Jahren 1975-1977 von Krankenhäusern in der Bundesrepublik zur Untersuchung CEE-Virus-Antikörper übersandt worden, hatten jedoch keine derartigen Antikörper enthalten.

411 Proben überließ uns Herr Prof. Dr. Gerth aus dem Einzugsgebiet der Abteilung für Medizinische Virologie und Epidemiologie der Viruskrankheiten am Hygiene-Institut der Universität Tübingen aus den Jahren 1975-1978.

Frau Dr. Epp, Landesuntersuchungsamt für das Gesundheitswesen Südbayern in München, verdanken wir 506 Seren ausschließlich weiblicher Personen aus den Jahren 1975-1978.

Insgesamt wurden 1132 Seren untersucht (Tab. 1).

Die Spender der 179 Seren lebten sämtlich in Süddeutschland, und zwar 95 in verschiedenen Gebieten, 84 im Dorf Eyach oder dessen Umkreis.

b) Virus:
Als Virussuspension diente eine zehnprozentige Säuglingsmaus-Gehirnsuspension der 42. Passage des Virus Eyach.

c) Neutralisationsversuch mit Mäusen:
Die verwendeten 2 - 3 Tage alten Säuglingsmäuse stammten aus der eigenen Zucht, die jährlich neu aufgebaut wird aus Mäusen des Stammes NMRI aus dem Zentralinstitut für Versuchstierzucht in Hannover. Die Würfe umfaßten in der Regel 10 Tiere.

Die Seren wurden unverdünnt auf neutralisierende Eigenschaften gegenüber abgestuften Virusmengen geprüft, und zwar mit den Virusverdünnungen $10^{-5,0}$ und $10^{-6,0}$, so daß

In den Endkonzentrationen die Virusmenge $10^{-5,3}$ und $10^{-6,3}$ betrug. Zur Kontrolle für jeden Versuchsansatz diente ein Gemisch menschlichen Serums, das sich in mehreren vorausgegangenen Versuchen als negativ erwiesen hatte. Diese Kontroll-Neutralisation umfaßte die Verdünnungsstufen $10^{-5,3}$, $10^{-6,3}$ und $10^{-7,3}$.

Mengen von 0,25 ml nicht inaktivierten, unverdünnten Serums wurden mit den gleichen Mengen der obengenannten Virus-Verdünnungsstufen gemischt und in verschlossenen 12 ml Röhrchen 30 Minuten bei 37°C im Ultrathermostat inkubiert. Als Verdünnungsflüssigkeit diente Tris-Puffer (0,029 M Tris-(hydroxymethyl)-aminomethan, Fluka AG, mit 10 % inaktivem Kälberserum und einem Zusatz von Penicillin und Streptomycin in einer Endkonzentration von 200 IE/ml Penecillin und 200 Gamma /ml Streptomycin. Die unmittelbar im Anschluß an die Inkubation inokulierten Säuglingsmäuse erhielten eine Dosis von 0,02 ml des Serum-Virus-Gemisches intrazerebral (i.c.). Die täglich zweimal kontrollierten Versuche wurden 14 Tage beobachtet. Gelähmte Tiere, die überlebten, gingen in die Berechnung der $LD_{50}$ nach Reed und Muench nicht ein. Als Neutralisationsindex galt die Differenz zwischen dem Logarithmus des Kontroll-Titers und des Neutralisations-Titers.

d) Plaques-Reduktions-Test:

GMK-Zellen (Affennieren-Zellen) wurden 24 Stunden vor Beginn des Versuchsansatzes in einer Konzentration von 200.000 Zellen pro ml in einem Volumen von 6 ml ausgesät. Die benutzten Gewebekulturflaschen von 40 ml Inhalt aus Kunststoff stammten von der Firma Nunc, Dänemark. Als Anzuchtmedium diente "Minimum Essential Medium (Eagle)" der Firma Gibco mit 10% foetalem Kälberserum und Zusätzen von Penicillin und Streptomycin. Die Probandenseren und das Virus wurde verdünnt in Leibovitz Medium (mit L-Glutamin), ebenfalls von der Fa. Gibco, mit 5 % foetalem Kälberserum und einem doppelten Zusatz von Penicillin und Streptomycin. Die Seren wurden in den Verdünnungsstufen 1:4 und 1:16 untersucht. Einem Volumen von 0,2 ml der Serumverdünnung setzten wir 0,2 ml der Virus-Verdünnung $10^{-4,7}$ entsprechend einer Menge von ca. 15 plaquebildenden Einheiten zu. Die mitgeführte Virus-Titration umfaßte die Stufen $10^{-4,3}$, $10^{-5,0}$ und $10^{-5,7}$. Nach einer Inkubation der Serum-Virus-Gemische und der Virusverdünnungsreihe in geschlossenen Röhrchen bei 37° im Wasserbad über 30 Minuten, wurden jeweils 0,2 ml der Serum-Virus-Gemische und der Virusverdünnungen auf den Zellrasen einer kleinen Flasche übertragen. Unmittelbar anschließend wurden die Zellen mit 6 ml des folgenden Mediums überschichtet: 10 ml einer 10 %igen Agarose-Lösung (Seakem Agarose, Marine Colloids Div., Rockland, USA) versetzt mit 100 ml Leibovitz Medium. Nach 6 Tagen Inkubation bei 37° wurden die Kulturen angefärbt durch Überschichten mit 3-4 ml einer 0,02 %igen Neutralrot-Lösung in Leibovitz Medium. Nach 4-5 Stunden ließen sich die Plaques auszählen.

Ergebnisse

Die Entwicklung eines Plaque-Reduktions-Testes für das Eyach-Virus bereitete einige Schwierigkeiten. In Anlehnung an De Madrid und Porterfield (1969) benutzten wir in ersten Versuchen PS-Zellen (Schweinenieren-Zellen), die uns die Virusabteilung des Institutes für Parasitologie in Prag überlassen hatte. Die Ansätze erfolgten in sogenannten "Linbro"-Platten mit 24 Löchern von der Fa.Flow. Erprobt wurden Zellkonzentrationen zwischen 90.000 und 1.200.000 pro ml. Als Nährlösung diente Leibovitz Medium. Die Zellen wurden mit einer 3 %igen Carboxymethylcellulose (British Drug Houses Chemicals Ltd.) überschichtet und nach 5 Tagen Inkubation bei 37° 30 Minuten bei Zimmertemperatur mit Naphthalinschwarz (BDH Chemicals Ltd.) gefärbt. Als Virus diente eine 10 %ige Säuglingsmaus-Gehirnsuspension der 41. und 42. Passage des Eyach-Virus. In wiederholten Versuchen gelang es nicht, mit Hilfe dieser Methode Plaques zu produzieren.

Mit der gleichen Technik wurden sodann Vero-Zellen erprobt. Diese zeigten vereinzelt Plaques bis zu einer Virus-Verdünnung von $10^{-4,0}$. Dabei wurde Eyach-Virus verwendet, das über 9 Passagen an Vero-Zellen angepaßt war. Auch ein Austausch der Carboxymethylcellulose als Überschichtungsstabilisator durch Agar und Agarose und anschließende Färbung mit Neutralrot verbesserte die Plaques-Bildung und die Titer-Höhe nicht.

Nach einer Anweisung von Dr. Yunker, Rocky Mountain Laboratory in Hamilton, Montana, benutzten wir dann Vero-Zell-Kulturen in kleinen Plastikflaschen, die mit agarosehaltigem Medium überschichtet und bei Versuchsende mit Neutralrot angefärbt wurden. Es bildeten sich Plaques, die allerdings in sieben Tagen nur 1-2 mm Durchmesser erreichten. Erst bei Verwendung von GMK-Zellen produzierte das Virus Plaques, die im Gegensatz zu allen vorhergehenden Versuchen deutlich sichtbar waren und Durchmesser von 3-5 mm erreichten. Nach der, in "Material und Methoden" angegebenen Versuchsanordnung gelang es schließlich, die folgenden Versuche auszuführen.

Insgesamt wurden 1132 Seren auf neutralisierende Antikörper gegen das Eyach-Virus geprüft. Bei den Probanden aus Baden-Württemberg war das männliche und weibliche Geschlecht gleich häufig vertreten. Bei den Serumspendern aus Oberbayern handelte es sich ausschließlich um Frauen. Ihr Alter (Tab.2) lag zwischen 15 und 43 Jahren. Die recht gleichmäßige Altersverteilung der Probanden aus Baden-Württemberg geht aus Tabelle 3 hervor.

Bei 84 ausschließlich mit Hilfe des Mäuserversuchs untersuchten Proben handelt es sich um ein ausgesuchtes Kollektiv. Die Spender lebten im Dorf Eyach und Umgebung. Alle getesteten Seren zeigten negative Ergebnisse. Die Neutralisationsindices bezogen sich auf den Neutralisations-Titer mit menschlichem Normalserum und lagen zwischen $-0,3$ und $0,8$. Der aus 15 Werten ermittelte Durchschnittstiter des Virus betrug $10^{-7,0}$. Die Virustiter schwankten zwischen $10^{-6,4}$ und $10^{-7,4}$.

Mit Hilfe des Plaques-Neutralisationsverfahrens wurden 1048 Seren untersucht. Die Virustitrationen in den insgesamt 20 Versuchsansätzen ergaben in der Verdünnungsstufe $10^{-4,3}$ 17 - 67, im arith. Mittel 41, 81 Plaques, in der Verdünnungsstufe $10^{-5,0}$ 6 - 29, im arith. Mittel 14,61 Plaques, in der Verdünnungsstufe $10^{-5,7}$ 1-5, im arith. Mittel 1,89 Plaques (Tab. 4).

Die in den Neutralisationsansätzen mit den Serum-Verdünnungen 1:4 und 1:16 verwendete Virusmenge betrug im arith. Mittel demnach 14,61 Plaques bildende Einheiten. Unter dieser Virusdosis erreichte die Plaques-Zahl in vier Neutralisationsansätzen mit dem im Neutralisationsversuch auf Mäusen negativen menschlichen Serum-Gemisch in der Verdünnung 1:4 3 - 9, in der Verdünnung 1:16 3-8.

Bei den 1048 Probanden betrugen in der Serumverdünnung von 1:4 die Plaques-Zahlen zwischen 0 und 18, die arithm. Mittelwerte in den einzelnen Versuchen zwischen 1,14 und 8,46, in der Verdünnung von 1:16 zwischen 0 und 24, im arithm. Mittel 2,39 und 12,30. Von den 1048 Seren zeigten 109 in der Verdünnung von 1:4 zunächst eine vollständige Plaques-Reduktion. Ein solcher Minderungsgrad ließ sich bei erneuter Untersuchung jedoch nicht bestätigen. 40 in der Verdünnung von 1:16 zunächst voll neutralisierende Seren zeigten bei der Wiederholung gleichfalls noch Plaques.

Lediglich vier Seren zeigten auch bei der Wiederholung in der Verdünnung von 1:4 keine Plaques. In der Verdünnung von 1:16 betrugen die Plaques-Zahlen 1, 2 oder 3. Eines dieser Seren, das im Neutralisationsversuch auf Mäusen überprüft werden konnte, erreichte jedoch lediglich einen Index von - 1,3,, von den übrigen drei Probanden konnte weiteres Serum bisher nicht beschafft werden.

## Diskussion

Da das Eyach-Virus im Neckartal aus Zecken isoliert worden war, war es das Ziel der Studie, möglichst viele Personen aus dieser Gegend und darüber hinaus aus dem gesamten Land Baden-Württemberg auf Antikörper gegen diesen Erreger zu prüfen. Ein weiteres Serum-Kollektiv stammte von Spendern aus Oberbayern, da es möglich erscheint, daß wie beim CEE-Virus in Süddeutschland günstigere Zirkulationsbedingungen auch für das Eyach-Virus vorherrschen.

Die Neutralisationsversuche bei 84 Serumproben mit Hilfe von Säuglingsmäusen zeigten ausschließlich negative Ergebnisse, obwohl es sich um eine ausgesuchte Personengruppe aus dem Dorf Eyach und dessen Umgebung handelte. Im Vergleich zum Serumgemisch von Normalpersonen lagen die Neutralisationsindices im Bereich von -o,3 bis + o,8.

Die Entwicklung eines Plaques-Reduktions-Verfahrens mit dem Eyach-Virus bereitete Schwierigkeiten infolge unzureichender Plaquesbildung in PS- und Vero-Zellen unter verschiedenartigen Haltungsbedingungen. GMK-Zellkulturen in verschlossenen Plastikflaschen unter agarosehaltigem Leibowitz-Medium lieferten schließlich reproduzierbare Plaques von 2-5 mm Größe nach einer Inkubationszeit von sechs Tagen. Mit einer Inokulationsdosis von o,25 ml der Verdünnung $10^{-5,0}$ des an Vero-Zellen adaptierten Eyach-Virus betrug die mittlere arithmetische Plaques-Zahl 14,61 bei einer Schwankungsbreite von 6-38.

Die Seren der 1o84 mit Hilfe dieses Plaques-Reduktions-Test untersuchten Personen verminderten die Plaques-Zahl in geringem Grade. Mit der Serumverdünnung von 1:4 schwankte die Plaqueszahl um einen Mittelwert von 4,15 zwischen 0 und 18, mit der Serumverdünnung von 1:16 um einen Mittelwert von 6,77 zwischen 0 und 24, 1o9 in der Verdünnung von 1:4 und 4o in der Verdünnung von 1:16 zunächst negative Seren boten bei der Wiederholung in der gleichen Verdünnungsstufe dann doch Plaques. Lediglich vier Seren waren bei zweimaliger Untersuchung in der Verdünnung 1:4 negativ. Die Untersuchung von drei dieser Seren im Mäuseneutralisationstest ergab in zwei Fällen einen Titer kleiner als $\leq 1,8$ oder $\leq 2,0$ in einem Fall einen Neutralisationsindex von 2,6.

Über die Schwankungsbreite spezifischer Antikörper-Titer

gegen CTF-Virus, insbesondere über Minimal-Titer, ist noch wenig bekannt. Da bei serologischen Studien an Bevölkerungsgruppen die vorausgegangene Infektion zumeist nicht gesichert ist, läßt sich die Spezifität von Antikörpergrenzbefunden hierbei schwer beweisen. Gerloff und Eklund (1959) gewannen bei vergleichenden Untersuchungen mit dem Serum- und dem Virusverdünnungsprinzip zumeist übereinstimmende Ergebnisse. In einzelnen Fällen waren jedoch im Gewerbekulturversuch bis 1:16 positive Seren im Mäuseversuch negativ. Umgekehrt beobachteten die Autoren Seren mit Neutralisationsindices bis 2,o die im Neutralisationsversuch mit dem Serumverdünnungsprinzip keinerlei neutralisierende Antikörper aufwiesen. Die in beiden Neutralisationsversuchen positiven Seren wiesen in der überwiegenden Mehrzahl Titer von 1:8 bis 1:2o48 und Indices zwischen 1,6 und mehr als 5,o auf. Die gleichen Autoren beobachteten 3-6 Monate nach gesicherten Infektionen mit CTF-Virus in zwei von acht Fällen Neutralisationsindices von lediglich o - 2. Die kleine Zahl der Fälle erlaubt jedoch noch keine grundsätzlichen Schlußfolgerungen über die Höhe von Residualtitern.

Rest-Titer neutralisierender Antikörper nach Infektionen mit dem Eyach-Virus dürften im Hinblick auf seine Verwandtschaft zum CTF-Virus in ähnlichen Bereichen liegen. Ob die hier gefundenen vier Serumproben mit Titern von 1:4 auch bei wiederholtem Ansatz im Plaques-Reduktionstest als spezifische Antikörper-Titer nach Infektionen mit Eyach-Virus gelten dürfen muß offenbleiben, weil bisher weiteres Serum dieser Probanden zu ausgedehnteren Kontrolluntersuchungen nicht beschafft werden konnte und über die Höhe von Residualtitern noch nichts bekannt ist.

Die bisherigen Stichproben scheinen anzudeuten, daß das Eyach-Virus in Süddeutschland wenig verbreitet ist. Allerdings waren die untersuchten Stichproben noch vergleichsweise klein. Immerhin stammten 84 Seren von Personen, die in unmittelbarer Nachbarschaft des Fundortes des Eyach-Virus lebten. Es ist möglich, daß der Erreger auf wenige Naturherde begrenzt ist oder in den Naturherden nur eine geringe Virusaktivität zustande kommt. Dies könnte durch das in Europa ganz andersartige Wirtsspektrum bedingt sein. Diese Frage läßt sich durch Untersuchungen an stärker exponierten Personen wie Schäfern oder Forstarbeitern oder an tierischen Wirten des Eyach-Virus klären.

## Zusammenfassung

Das im Jahre 1973 südlich von Stuttgart aus Zecken isolierte Eyach-Virus ist mit dem im Westen der USA vorkommenden Colorado-Zeckenfieber-Virus verwandt. Ob es wie dieses fieberhafte Erkrankungen mit Beteiligung des Zentralnervensystems auslöst, ist bisher nicht bekannt. Zur Frage einer medizinischen Bedeutung des Eyach-Virus wurden insgesamt 1132 Personen überwiegend aus Baden-Württemberg und Bayern auf neutralisierende Serumantikörper untersucht. Unter 84 Personen aus dem Dorf Eyach und Umgebung, die mit Hilfe des Neutralisationstests auf Mäusen untersucht wurden, wies keine spezifische Antikörper gegen diesen Erreger auf. Ein Plaques-Reduktions-Test zur Untersuchung größerer Serumzahlen ließ sich für das Eyach-Virus mit Hilfe von GMK-Zellen unter agarosehaltigem Leibovitz-Medium entwickeln. Menschliches Serum in der Verdünnung von 1:4 verminderte die Plaques-Zahl durchschnittlich um 2/3, in der Verdünnung um 1:16 um etwa die Hälfte. Von 1048 Seren verminderten vier in der Verdünnung von 1:4 auch bei wiederholtem Ansatz vollständig die mittlere Plaques-Zahl von 15. Weitere Untersuchungen müssen zeigen, ob das Eyach-Virus nur selten oder überhaupt nicht den Menschen befällt.

Literatur

Becker, E.E.:
Tick-borne infections in Colorado.
I. The diagnosis and management of infections transmitted by the wood tick.
Colorado Med., 27, 36-44 (1930)

Gerloff, R.K. and Eklund, C.M.:
A tissue culture neutralization test for Colorado tick fever antibody and use of the test for serologic surveys.
J. Inf. Diss., 1o4, 174-183 (1959)

De Madrid, A.T. and Porterfield, J.S.:
A simple micro-culture method for the study of Group B arboviruses.
Bull.Wld.Hlth.Org., 4o, 113-121 (1969)

Rehse-Küpper, B.,Casals, J., Rehse, E. and Ackermann, R.:
Eyach - an arthropod-borne virus related to Colorado tick fever virus in the Federal Republic of Germany.
Acta virol., 2o, 339-342 (1976)

Kettyls, G.D. et al.:
Serological survey of human arbovirus infections in Southern British Columbia.
Canad.Med.Ass.J., 99, 6oo-6o3 (1968)

Florio, L., Stewart, M. and Mugrage, E.:
The experimental transmission of Colorado tick fever.
J. Exp.Med., 8o, 165-187 (1944)

Tab. 1: Übersicht der untersuchten Personen

| Herkunft | Jahr der Blutentnahme | Anzahl | weib. | Geschlecht männl. | ohne Angabe |
|---|---|---|---|---|---|
| überwiegend Baden-Württemberg (Serumsammlung Köln) | 1962-1966 | 95 | 44 | 51 | - |
| Patienten aus Krankenhäusern der Bundesrepublik | 1975-1977 | 36 | 18 | 18 | - |
| Baden-Württemberg (Abteilung für Med.Virologie, Tübingen) | 1975-1978 | 411 | 183 | 195 | 33 |
| Oberbayern (Landesuntersuchungsamt, München) | 1975-1978 | 506 | 506 | - | - |
| Dorf Eyach und Umgebung (Serumsammlung Köln) | 1966 | 84 | 51 | 33 | - |

Tab. 2: Gliederung der Personen aus Süddeutschland
nach dem Alter

| Altersgruppe | n |
|---|---|
| 15 - 19 Jahre | 55 |
| 2o - 29 Jahre | 315 |
| 3o - 39 Jahre | 12o |
| 4o - 43 Jahre | 1o |
| ohne Altersangabe | 6 |
| Summe: | 5o6 |

Tab. 3: Gliederung der Personen aus Baden-Württemberg nach dem Alter

| Altersgruppe | n |
|---|---|
| 0 - 9 Jahre | 20 |
| 10 - 19 Jahre | 42 |
| 20 - 29 Jahre | 61 |
| 30 - 39 Jahre | 55 |
| 40 - 49 Jahre | 56 |
| 50 - 59 Jahre | 55 |
| 60 - 69 Jahre | 58 |
| 70 - 79 Jahre | 22 |
| 80 - 89 Jahre | 4 |
| **Summe:** | 373 |

Tab. 4: Plaques-Reduktions-Test mit menschlichen Seren.
(PBE = Plaques-bildende Einheiten, $\overline{PBE}$ = arithmetisches Mittel der Plaques-bildenden Einheiten)

| Versuch Nr. | Virustitration | | | Seren verdünnt 1:4 | | | | Seren verdünnt 1:16 | | | |
|---|---|---|---|---|---|---|---|---|---|---|---|
| | $10^{-4,3}$ | $10^{-5,0}$ | $10^{-5,7}$ | Anzahl | PBE | $\overline{PBE}$ | ohne PBE | Anzahl | PBE | $\overline{PBE}$ | ohne PBE |
| 1 | 26 | 11 | 1 | 3 | 1-6 | 3,00 | - | 3 | 2-8 | 4,66 | - |
| 2 | 38 | 8 | 1 | 8 | 1-5 | 2,75 | - | 6 | 3-9 | 4,83 | - |
| 3 | - | 20 | 3 | 14 | 0-11 | 4,64 | 1 | 14 | 3-16 | 8,28 | - |
| 4 | 40 | 19 | 1 | 15 | 1-9 | 3,73 | - | 15 | 7-12 | 9,60 | - |
| 5 | 41 | 19 | 3 | 70 | 0-11 | 2,78 | 9 | 70 | 0-23 | 5,43 | 1 |
| 6 | 17 | - | 5 | 70 | 0-5 | 1,14 | 28 | 71 | 0-9 | 2,39 | 6 |
| 7 | 46 | 16 | 4 | 82 | 0-13 | 3,36 | 15 | 85 | 0-19 | 7,51 | 7 |
| 8 | 66 | 24 | 2 | 60 | 0-11 | 4,13 | 6 | 63 | 0-15 | 7,80 | 3 |
| 9 | 58 | 13 | 1 | 48 | 2-14 | 6,75 | - | 51 | 2-24 | 10,55 | - |
| 10 | - | 13 | 1 | 41 | 0-6 | 1,68 | 15 | 44 | 0-11 | 4,41 | 12 |
| 11 | 43 | 6 | 3 | 101 | 0-18 | 4,69 | 1 | 102 | 1-20 | 8,09 | - |
| 12 | 67 | 24 | 4 | 67 | 3-17 | 8,46 | - | 69 | 5-24 | 12,30 | - |
| 13 | - | 13 | 2 | 42 | 1-8 | 3,17 | - | 40 | 2-12 | 5,92 | - |
| 14 | 46 | 6 | 1 | 67 | 0-10 | 2,19 | 9 | 67 | 1-10 | 3,97 | - |
| 15 | 61 | 29 | - | 115 | 0-16 | 6,11 | 1 | 118 | 0-18 | 7,19 | 2 |
| 16 | 40 | 13 | 1 | 73 | 0-16 | 3,63 | 8 | 73 | 0-16 | 5,11 | 5 |
| 17 | - | - | - | 70 | 0-13 | 4,07 | 5 | 83 | 0-21 | 5,96 | 2 |
| 18 | 69 | 38 | 26 | 57 | 1-17 | 5,02 | - | 58 | 1-16 | 7,50 | - |
| 19 | 50 | 16 | 1 | 63 | 0-10 | 4,17 | 3 | 65 | 0-21 | 8,15 | 1 |
| 20 | 25 | 8 | - | 89 | 0-12 | 3,71 | 7 | 89 | 0-14 | 5,21 | 1 |
| Summe | | | | 1155 | | | 109 | 1186 | | | 40 |
| arithm. Mittel | 41,81 | 14,61 | 1,89 | | 0-18 | 4,15 | | | 0-24 | 6,77 | |

R. Ackermann, B. Abar, U. Runne

Zelluläre Immunreaktionen gegen Tettnang-Virus bei der durch Zecken übertragenen Meningopolyneuritis Garin-Bujadoux-Bannwarth und beim Erythema chronicum migrans

Einleitung

Das im Jahre 1970 aus Zecken isolierte Tettnang-Virus ( B.Rehse-Küpper, V.Dánielová, R.Ackermann, 1973) ist möglicherweise der Erreger der Meningopolyneuritis Garin-Bujadoux-Bannwarth und des Erythema chronicum migrans. Dieses Virus war an drei Plätzen gefunden worden, an denen Personen, die an einer Meningopolyneuritis erkrankten, zuvor von Zecken gestochen worden waren. Allerdings gelang es in der Folge bisher nicht, Tettnang-Virus von derartigen Kranken zu isolieren oder bei ihnen humorale Antikörper gegen diesen Erreger nachzuweisen. Deshalb wurde in der vorliegenden Arbeit versucht zelluläre Immunreaktionen gegen Tettnang-Virus bei Kranken mit Meningopolyneuritis Garin-Bajodoux-Banwarth und dem bei diesem Krankheitsbild vorkommenden Erythema chronicum migrans zu ermitteln.

Im Jahre 1922 beschrieben Garin und Bujadoux in Frankreich ein neues Krankheitsbild. Sie berichteten von einem Mann, bei dem sich im Anschluß an einen Zeckenstich am Arm ein ausgedehntes Exanthem, heftige Schmerzen, schließlich periphere Lähmungen und eine Meningitis entwickelt hatten. Als Ursache der von ihnen als "paralysie par les tiques" bezeichneten Erkrankung vermuteten die Autoren einen durch Zecken übertragenen Krankheitserreger.

Unabhängig von dieser ersten Beobachtung umriß zu Beginn der 40er Jahre der Münchner Neurologe Bannwarth das Krankheitsbild ausführlicher. Er hob den chronischen Verlauf der lymphozytären Meningitis, die allenfalls schwache meningeale Symptomatik und das häufige Vorkommen von Fazialislähmungen hervor. Den Hautausschlag deutete er als Erysipel und nahm eine rheumatische Entstehung der Erkrankung an.

Daß es sich bei dem in einem Teil der Fälle vorausgehenden Exanthem um das von Afzelius im Jahre 1910 beschriebene Erythema chronicum migrans handelt, läßt bereits die erste Beschreibung vermuten. Über eine chronische Meningitis im Anschluß an ein Erythema chronicum migrans berichtete Hellerström im Jahre 1930. Gelbjerg-Hansen (1945) konnte ein gleiches Zusammentreffen beobachten. Er hielt die Übertragung des Erythema chronicum migrans durch Zeckenbiß für gesichert.

In den 60er Jahren wiesen Schaltenbrand (1962) sowie Bammer und Schenk (1965) darauf hin, daß, wie im Falle der ersten Beobachtung, die Schmerzen und die neurologischen Ausfallserscheinungen den vom Zeckenbiß und Exanthem betroffenen Körperabschnitt bevorzugen. Das asymmetrische Verteilungsmuster bezeichnete Erbslöh (1967) als Schwerpunkt-Polyneuritis. Schaltenbrand, Erbslöh und auch Wolf (1970) wiesen auf die epidemiologischen Besonderheiten der Erkrankung hin, ihr Auftreten in der warmen Jahreszeit und ihre Häufung in mehrjährigen Abständen. Dies betrachteten sie als Bestätigung, daß der Erreger durch Arthropoden übertragen wird.

Auch die Auswertung der Geschichten von 45 eigenen Kranken (Hörstrup u. Ackermann, 1973) zeigte, daß es sich bei der durch Zecken übertragenen Meningopolyneuritis um ein einheitliches Krankheitsbild handelt. Neben dem charakteristischen Hautausschlag, den heftigen Schmerzen, der asymmetrischen, vorwiegend motorischen Polyneuritis, der lymphozytären Meningitis ohne belangvolle meningeale Symptome ist besonders ungewöhnlich der sich über 4 - 6 Monate hinziehende Verlauf. Er unterscheidet die Erkrankung von den meisten akuten zyklisch verlaufenden Infektionskrankheiten. Die Prognose erwies sich auch in unseren Fällen als günstig. Auch schwere mit erheblichem Muskelschwund einhergehende Lähmungen heilten. Nur selten blieben geringfügige Resterscheinungen zurück.

Die Erkrankung kommt offenbar in den meisten Gebieten der Bundesrepublik vor. Auch im übrigen Europa scheint sie verbreitet zu sein, nach unserer Kenntnis sicher in Frankreich, in Österreich, in der Tschechoslowakei und in Dänemark. In der Bundesrepublik tritt sie eher häufiger auf als die ebenfalls durch Zecken übertragene Zentraleuropäische Encephalitis. Zu dieser besitzt sie im übrigen keinerlei klinische Ähnlichkeit oder serologische Beziehung.

Zweifellos legen die von den Kranken auf Befragen häufig angegebenen Zeckenbisse, die epidemiologischen Umstände und der Krankheitsverlauf eine infektiöse Genese der Meningopolyneuritis Garin-Bujadoux-Bannwarth nahe. Ein von Müller (1970) in den 60er Jahren in Franken aus Zecken isoliertes Virus erwies sich als ein Vertreter der Flavi-Virusgruppe. Ein ätiologischer Zusammenhang mit der Erkrankung ließ sich nicht nachweisen.

Im Jahre 1970 gelang es dem hiesigen Arbeitskreis ein Virus aus Zecken zu isolieren an Plätzen, an denen Kranke zuvor von Zecken gestochen worden waren. Vier Stämme des gleichen Virus wurden an drei weit voneinander entfernt gelegenen Plätzen in der Nähe von Tettnang, von Köln und von Düren gefunden. Aufgrund der Nachbarschaft des einen Fundplatzes erhielt das aus Zecken der Art Ixodes isolierte Virus den Namen der Stadt Tettnang. Der Erreger erwies sich als pathogen für Säuglingsmäuse. Diese erkranken nach intracerebraler, intraperitonealer und subcutaner Inokulation mit Lähmungen und Symptomen einer Encephalitis und sterben drei bis sechs Tage nach der Inokulation. Für erwachsene Mäuse ist das Tettnang-Virus demgegenüber offenbar nicht pathogen.

Filtrationsversuche mit Membranfiltern deuten auf einen Durchmesser von annähernd 100 nm hin. Die Empfindlichkeit des Erregers gegenüber Fettlösungsmitteln wie Äther und Natriumdesoxycholat sprechen für das Vorhandensein einer Lipidhülle. Selbst nach über 20 intracerebralen Mäusepassagen erreichen die einzelnen Virusstämme nur geringe Titer von $10^{-3}$ bis $10^{-5}$ LD 50. Ebenso bemerkenswert wie die geringen Virustiter sind die geringen Antikörperreaktionen bei der Maus und die hohe Empfindlichkeit des Erregers schon gegenüber normalen Umwelttemperaturen.

Inzwischen wurde das gleiche Virus auch in Ägypten, in der Tschechoslowakei und in Niederbayern aus Zecken isoliert.

Versuche, das Tettnang-Virus aus Liquor oder Blut von Kranken mit Meningopolyneuritis Garin-Bujadoux-Bannwarth zu isolieren oder komplementbindende und neutralisierende Antikörper gegen das Virus bei solchen Kranken nachzuweisen schlugen sämtlich fehl. Die hohe Empfindlichkeit des Erregers, seine geringe Vermehrungsrate und eine geringe antigene Eigenschaft könnten die Ursache für diese negativen Ergebnisse sein. Es wäre möglich, daß die Immunität gegenüber dem Tettnang-Virus weniger humoraler als vielmehr zellulärer Natur ist. Um diese Möglichkeit zu prüfen wurden Patienten mit Meningopolyneuritis, mit Erythema chronicum migrans sowie Kontrollpersonen mit Hilfe des Immunzytolysetests und des Migrationshemmtests auf eine zellvermittelte Immunität gegenüber Tettnang-Virus untersucht.

Der Immunzytolysetest wurde von Stickl und Engelhardt erstmals im Jahre 1964 zum Nachweis einer Gewebeimmunität gegenüber Vaccinia-Virus erfolgreich angewandt. Die Reaktion beruht auf dem zytotoxischen Effekt des Antigens auf sensibilisierte B- und T-Lymphozyten. Vermutlich beschleunigt Komplement die von der Antigendosis abhängige Reaktion, deren genauer Mechanismus zunächst nur hypothetisch erklärt werden kann. Zum Test werden die in Plasma aufgeschwemmten Lymphozyten des Probanden mit Antigen vermischt und bei $37^\circ$C inkubiert. Nach vier und achtzehn Stunden wird der Abfall der Lymphozytenkonzentration im Vergleich zur Kontrolle mit Leerantigen in einer Zählkammer ermittelt.

Der von David im Jahre 1968 angegebene Migrations-Hemmtest hat inzwischen weite klinische Anwendung zum Nachweis sensibilisierter Lymphozyten gefunden. Ein von den Zellen ausgeschiedenes hitzelabiles Glukoprotein soll die Wanderungsgeschwindigkeit hemmen. Gewaschene Lymphozyten werden mit Antigen zusammengebracht, in eine Kapillare eingeschlossen und nach kurzem Zentrifugieren in waagerechter Lage bei $37^\circ$ C inkubiert.

Bei der Ablesung nach 24 und 48 Stunden wird die Migrationshemmung gegenüber der Kontrolle mit Leerantigen festgestellt.

Material und Methoden

I. Virusstamm
Verwendet wurde der Tettnang (TET)-Virusstamm 63 aus einer 42sten Mäusesäuglings-Gehirnpassage.

II. Sucrose-Azeton-Antigen
2-3 Tage alte Mäusesäuglinge des Mäusestammes NMRI Han wurden mit 0,01 ml einer $10^{-1}$ TET-Virus Gehirnsuspension intracerebral (i.c.) inokuliert. Nach 3-6 Tagen schwerkranke Tiere wurden getötet, die Gehirne entnommen und bei $-70°$ C eingefroren. Am Versuchstage wurden die Gehirne aufgetaut, ihr Gewicht ermittelt und im Verhältnis 1:5 mit 8,5%iger Sucroselösung versetzt. Dieses Gemisch wurde im Eiswasserbad mit Hilfe eines "Ultraturrax" -Gerätes 6mal 10" bei voller Tourenzahl mit jeweils 30" Unterbrechung oder mit Hilfe eines Ultraschallgerätes "Branson Sonifier" 6mal 10" mit jeweils 30" Unterbrechung mit einem Schallrüssel mit Durchmesser 1,27 cm bei Stärke 6 oder mit Mikrorüssel bei Stärke 3 homogenisiert. Alle Arbeitsgänge wurden unter einem Abzug oder in einer Fallstrom-Werkbank in Schutzkleidung durchgeführt. Das Homogenisierungsgefäß wurde erst nach 30' geöffnet. Das Homogenisat wurde in eine 50 ml "Plastipak" -Spritze gefüllt, mit einer Kanüle Stärke 20 armiert und auf ein Infusionsgerät Typ Perfusor aufgesetzt. Bei Geschwindigkeitsstärke 5 wurde die Hirnsuspension über die um $90°$ gebogene Kanüle tropfenweise in ein Gefäß mit 29fachem Volumen gekühlten Azetons eingebracht, das mit Hilfe eines Magnetrührers in mäßiger Bewegung gehalten wurde. Dabei sollte der Tropfen auf den Rand des durch das Rühren hervorgerufenen Flüssigkeitstrichters fallen. Nach beendigtem Tropfvorgang wurde die Azetonaufschwemmung eine Stunde im Kühlschrank stehen gelassen und anschließend 8' bei 1800 Umdrehungen/Min. bei $+ 4°$ C zentrifugiert. In einem weiteren Zentrifugengang wurden die Niederschläge in einem Zentrifugenbecher gesammelt. Der azetonhaltige Überstand wurde verworfen

und mit Hilfe von 35%igem Formaldehyd desinfiziert. Der
Niederschlag wurde erneut in dem ursprünglichen Volumen
Azeton aufgeschwemmt und 2 Stunden oder über Nacht im
Kühlschrank stehen gelassen. Anschließend wurde durch
neuerliches Zentrifugieren über 8' bei 1800 Umdrehungen/
Min. bei + 4° C der Niederschlag gesammelt, der Überstand
verworfen. Der Niederschlag wurde in einem großen Zentrifugenbecher mit Aluminiumfolie bedeckt über Nacht gefrier-
getrocknet. Am folgenden Tage wurde das Trockengut mit
physiologischer Kochsalzlösung vom doppelten Gewicht der
verwendeten Mäusegehirne versetzt, mit Hilfe von Glasper-
len wiederholt geschüttelt und über Nacht bei + 4°C im Kühlschrank gehalten. Am folgenden Tag wurde die Probe 1 Stunde
bei 10.000 Umdrehungen/Min. bei + 4°C zentrifugiert. Der
Überstand stellte das fertige Antigen dar. Es wurde in ge-
eigneten Mengen ampulliert und bei -70° C eingefroren.
Kontrollantigen aus Gehirnen nichtinfizierter Mäusesäuglinge
wurde auf die gleiche Weise gewonnen.


III. Immunzytolyse-Test
In einer 5 ml Einmalspritze wurden 0,5 ml Liquemin entsprechend 2.500 I.E. Heparin aufgezogen. Durch Punktion einer
Vene des zu untersuchenden Probanden wurde mit Blut auf ein
Gesamtvolumen von 5,0 ml aufgezogen. Nach beendeter Punktion
wurde etwas Luft angesaugt und der Spritzeninhalt durch
10maliges Hin- und Herbewegen gründlich durchmischt. Sodann
wurde die Kanüle entfernt, bei senkrechter Haltung die Luft
aus der Spritze herausgedrückt und die Spritze mit nach oben
gerichteter Spitze 1 Stunde im Kühlschrank aufgestellt. Unter
Beibehalten der senkrechten Stellung wurde auf die Spitze eine
Kanüle der Stärke 1 aufgesetzt. Die Nadelspitze wurde mit der
zur Hälfte abgezogenen Schutzkappe möglichst weit nach unten
umgebogen. Über die derart umgebogene Nadel wurde das über -
stehende Plasma vorsichtig in ein Röhrchen ausgespritzt, ohne
daß Erythrozyten mitgenommen wurden. Dabei wurde die erste
Hälfte der Plasmaportion verworfen. Das derart gewonnene Plasma mit Lymphozyten wurde unmittelbar weiter verwendet oder im
Falle auswärtiger Kranker binnen 24 Stunden an das Laboratorium

versandt. Zur weiteren Sedimentierung der Lymphozyten wurde das Plasma 1/2 Stunde im Kühlschrank stehen gelassen oder 10' bei 1.300 Umdrehungen/Min zentrifugiert. Der Überstand wurde soweit abgehoben, daß nur noch 0,35 ml im Röhrchen verblieben. Zu konzentrierte Lymphozytenaufschwemmungen wurden mit Hilfe des überschüssigen Plasmas verdünnt. In Objektträgern mit uhrglasähnlichen Vertiefungen wurden für jeden Test in drei getrennten Vertiefungen vorgelegt: 50 µl physiologische NaCl-Lösung, 50 µl Kontrollantigen und 50 µl TET-Antigen. Hierzu wurden jeweils 100 µl der Lymphozytenplasmaaufschwemmung hinzugegeben. Das Gemisch wurde mit Hilfe einer in kurzem Abstand darübergehaltenen Pasteur-Pipette, durch die vorsichtig Luft geblasen wurde, gründlich durchgemischt und dann für 4 Stunden in einer feuchten Kammer bei 37° C inkubiert. Nach neuerlichem Durchmischen wurden Tropfen in eine Zählkammer nach Bürker überführt und die Lymphozyten in 10 Felder ausgezählt. Die feuchte Kammer mit den Proben wurde dann bei Zimmertemperatur gehalten und die Zählung am folgenden Tag wiederholt. Errechnet wurden die Prozentsätze um die die Lymphozytenzahl der Probe mit Kontrollantigen im Vergleich der Probe mit physiologischer NaCl-Lösung gemindert war sowie der Prozentsatz, um den die Lymphozytenzahl der Probe mit TET-Antigen im Vergleich zur Probe mit Kontrollantigen verringert war. Minderungen dieses letzten Verhältnisses von 15% und mehr wurden als positive Reaktionen bewertet.


IV. Migrations-Hemmtest
Die Lymphozyten-Plasmafraktion wurde auf gleiche Weise gewonnen wie für den Lymphozytolyse-Test. Vorgelegt wurden in drei Objektträgervertiefungen: 50 µl Medium 199, 50 µl Kontrollantigen sowie 50 µl TET-Antigen. Zu jeder Probe wurden 100 µl der Lymphozyten-Plasmaaufschwemmung gegeben. Wiederum wurden die Proben mit Hilfe eines Luftstroms aus einer über der Flüssigkeit gehaltenen Pasteur-Pipette durchmischt. Die Gemische wurden dann in 100 µl Mikropipetten eingefüllt, die unter Vermeidung von Luftblasen an den Enden zugeschmolzen wurden. Die verschlossenen Pipetten wurden 10' bei 1.300 Umdrehungen/

zentrifugiert und mit Hilfe durchsichtiger Klebestreifen nebeneinander auf einem Objektträger befestigt. Die Präparate wurden bei 37°C im Brutschrank gelagert und nach 24 und 48 Stunden unter ein Mikroskop mit Meßokular beurteilt. Migrationshemmungen der aus dem Sediment ausgewanderten Lymphozyten um mehr als 20% im Vergleich zum Kontrollantigen galten als pathologisch.


V. Menschliche Seren

Untersucht wurden Kranke bei denen unzweideutig die Diagnose einer durch Zecken übertragenen Meningopolyneuritis Garin-Bujadoux-Bannwarth oder eines Erythema chronicum migrans gestellt worden war. Zur Kontrolle diente eine Gruppe gesunder Personen zumeist Krankenpflegepersonal, ferner eine Gruppe von Patienten mit neurologischen Erkrankungen und eine Gruppe von Patienten mit Hauterkrankungen. Die Diagnosen der Kontrollgruppe mit neurologischen Erkrankungen betrafen periphere Nervenschäden, Muskelatrophie, Intoxikationen, frühkindliche Hirnschäden, Anfallsleiden, zerebrale Gefäßprozesse, Hirntumoren, Rückenmarksprozesse und Encephalomyelitis disseminata. Die Diagnosen der Kontrollgruppe dermatologischer Kranker betrafen Aphthen, Varikosis, Ulcera cruris, Psoriasis, Arzneimittelexanthem, Mykose, Pyodermie, Melanoerythrodermie, Mykosis fungoides, Melanom, spitze Kondylome, Erysipel, Erythematodes, Lupus vulgaris, Lymphadenosis cutis benigna, Skabies, Zoster.

---

Für hervorragende technische Hilfe bei den Untersuchungen danken wir Frl. E. Bergs.

Ergebnisse

I. Untersuchungen mit dem Immunzytolyse-Test.

Mit dem Immunzytolyse-Test mit TET-Virusantigen wurden 18 Patienten mit Meningopolyneuritis Garin-Bujadoux-Bannwarth, zum Teil mehrmals in mehrwöchigen Abständen, untersucht. Mit dem gleichen Verfahren untersucht wurden 30 Patienten, wiederum zum Teil wiederholt in mehrwöchigen Abständen, mit Erythema chronicum migrans, bei denen es jedoch nicht zu neurologischen Ausfällen kam. Zur Kontrolle dienten 29 gesunde Personen, 40 Personen mit verschiedenartigen oben erwähnten Erkrankungen des Nervensystems und 39 Personen mit verschiedenartigen Erkrankungen der Haut.

Von den 18 Patienten mit Meningopolyneuritis lieferten nur zwei Ergebnisse von weniger als 15 % Zytolyse. Starke (45 - 60%) und stärkste (60- 100%) Zytolysegrade boten sieben dieser Kranken.

Unter den 30 Kranken mit Erythema chronicum migrans wiesen bei der ersten Untersuchung fünf mit Zytolysegraden von weniger als 15 % negative Ergebnisse auf. Ein Drittel der Kranken zeigte mit 30-45% eine mäßig starke, neun eine starke oder stärkste Zytolyse. Ähnliche Verhältnisse wurden bei den nachfolgenden Untersuchungen dieser Kranken festgestellt. Von den insgesamt 100 Untersuchungen der Kranken mit Erythema chronicum migrans lieferten 89 positive Ergebnisse verschiedener Zytolysegrade.

Demgegenüber fiel der Immunzytolysetest bei 29 gesunden Personen 27 mal normal aus. Lediglich zwei hatten positive Ergebnisse vom stärksten Zytolysegrad. Unter den 40 Kontrollpersonen mit Erkrankungen des Nervensystems lieferten 16, unter den 39 Personen mit Hauterkrankungen 19 normale Ergebnisse. Unter den positiven Reaktionen dieser beiden letzten Kontrollgruppen überwiegen ein wenig die mit leichteren Zytolysegraden.

Die unterschiedlichen Ergebnisse innerhalb der einzelnen Personengruppen sowie der fünf Personengruppen untereinander veranschaulicht die graphische Darstellung (Abb. 1). Dabei kennzeichnen die eingezeichneten Pfeile die Mittelwerte aus den Zytolysewerten der einzelnen Gruppen.

Wiederholungsuntersuchungen bei Kranken mit Meningopolyneuritis und solchen mit Erythema chronicum migrans nach mehreren Wochen ergaben oft zunehmend höhere Zytolysegrade. Eine graphische Darstellung der Medianwerte aus den Untersuchungsergebnissen mehrerer Kranker aus gleichen Krankheitszeiten läßt eine ansteigende Tendenz der Reaktionsgrade im Verlaufe der Erkrankung und eine leichte ansteigende Tendenz gegen Ende der Erkrankung erkennen (Abb.2).

Untersuchungen mit dem Migrationshemmtest

Mit Hilfe des Migrationshemmtestes wurden acht Kranke mit Meningopolyneuritis Garin-Bujadoux-Bannwarth und 18 Kranke mit Erythema chronicum migrans untersucht. Zur Kontrolle dienten 33 Kranke mit Erkrankungen des Nervensystems und 24 Kranke mit solchen der Haut.

Unter den acht Kranken mit Meningopolyneuritis wiesen sieben einen pathologischen Migrationshemmtest auf (Tab.2). Unter den 18 Kranken mit Erythema chronicum migrans hatten alle ein positives Ergebnis.

Demgegenüber zeigten unter 33 Personen mit Erkrankungen des Nervensystems 10 eine pathologische Migrationshemmung, unter denen mit Erkrankungen der Haut 7 von 24.

Die Ergebnisse mit dem Migrationshemmtest im Vergleich von allen vier Personengruppen veranschaulicht die graphische Darstellung (Abb.3).

## Diskussion

Daß Zellimmunitätsreaktionen von Nebenreaktionen belastet sind, nur bedingt qualitative Aussagen erlauben und die Ergebnisse deshalb stets mit Vorbehalt gewertet werden müssen, ist bekannt. Im vorliegenden Fall dürfte ein Teil der Nebenreaktionen auf basisches enzephalitogenes Protein zu beziehen sein, da mangels eines anderen Wirtssystems die Antigene aus Hirnmaterial gewonnen werden mußten. Dieser Fehlerquelle wurde versucht durch die Art der Antigenaufbereitung und die Verwendung virusfreier Kontrollantigene aus gleichem Ausgangsmaterial entgegenzuwirken. Als weitere Fehlerquelle muß mit der Möglichkeit gerechnet werden, daß Virusantigene Lymphozyten unspezifisch zur Reaktion bringen. Aus diesen Gründen ist es geboten, die vorliegenden Ergebnisse besonders kritisch zu bewerten.

Die Häufigkeit positiver Ergebnisse mit den beiden zellimmunologischen Verfahren bei Kranken mit Meningopolyneuritis Garin-Bujadoux-Bannwarth und Erytheme chronicum migrans scheint auf spezifische Reaktionen gegenüber TET-Virusantigen hinzuweisen. Im Immunzytolysetest wiesen lediglich zwei von 18 Kranken mit Meningopolyneuritis negative Ergebnisse auf, von den 30 Kranken mit Erythema chronicum migrans lediglich fünf.

Im gleichen Sinne könnte die Zunahme positiver Reaktionen im Krankheitsverlauf sprechen.

Demgegenüber wiesen unter den 30 gesunden Kontrollpersonen lediglich zwei positive Reaktionen auf. Dies könnte im Falle der Spezifität Ausdruck einer früher durchgemachten Infektion sein.

Demgegenüber wiesen die Kontrollgruppen der Patienten mit Erkrankungen des Nervensystems und der Haut zu mehr als 1/3 positive Reaktionen auf. Dies kann kaum alleine auf eine spezifische Immunität bezogen werden.

Ähnliche Verhältnisse zeigen die Ergebnisse mit dem Migrationshemmtest. Von den acht Kranken mit Meningo-

polyneuritis boten sieben eine positive Reaktion, von
den 13 Kranken mit Erythema chronicum migrans alle
ohne Ausnahme. Allerdings wiesen auch hier die Kontrollpersonen mit Erkrankungen des Nervensystems und der Haut
jeweils zu fast 1/3 positive Ergebnisse auf.

Insgesamt reagierten also nahezu alle Kranken mit Meningopolyneuritis und alle mit Erythema chronicum migrans im
Immunzytolysetest und im Migrationshemmtest mit TET-Virusantigen positiv, auch bei wiederholter Untersuchung. Der
mit etwa 1/3 der Fälle relativ hohe Anteil positiver Reaktionen jedoch auch bei den Personen mit Erkrankung des
Nervensystems und der Haut, läßt an der Spezifität der
Reaktionen bei den Kranken mit Meningopolyneuritis und
Erythema chronicum migrans Zweifel nicht ausschließen. Der
durch die drei Fundorte des TETTNANG-Virus gestützte Ver-
dacht seiner ursächlichen Bedeutung für diese Erkrankungen
wird somit durch die Ergebnisse der vorliegenden Untersuchungen nicht bewiesen. Wenn die Ergebnisse diese An-
nahme auch nicht widerlegen, so bedarf es doch weiterer
Untersuchungen zur Entscheidung über die Frage des ätio-
logischen Zusammenhangs.


## Zusammenfassung

Das an drei Infektionsplätzen aus Zecken isolierte
Tettnang-Virus stellt einen Anwärter auf die Ätiolo-
gie der durch Zecken übertragenen Meningopolyneuritis
Garin-Bujadoux-Bannwarth und auch des Erythema chronicum migrans dar. 18 Kranke mit dieser Meningopolyneuritis und 3o Kranke mit Erythema chronicum migrans reagierten im Immunzytolosetest und Migrationshemmtest
mit Tettnang-Virus-Antigen nahezu ausnahmslos positiv.
Vereinzelt positive Reaktionen bei Gesunden sowie rund
1/3 positiver Reaktionen bei Personen mit anderen Erkrankungen des Nervensystems und der Haut lassen an der
Spezifität der gefundenen positiven Ergebnisse bei den
Kranken mit Meningopolyneuritis und Erythema chronicum
migrans jedoch zweifeln. Der ätiologische Beweis der
beiden Krankheitsbilder steht demnach weiterhin aus.

## Literatur

Afzelius, A.: Arch. f. Dermat.: 1o1, 4o4 (191o)

Bammer, H., K. Schenk: Meningo-Myelo-Radiculitis nach Zeckenbiß mit Erythem. Dtsch. Z. Nervenheilk. 187 (1965) 25

Bannwarth, A.: Chronische lymphozytäre Meningitis, entzündliche Polyneuritis und Rheumatismus. Arch. Psychiat. Nervenkr. 113 (1941) 284

Bannwarth, A.: Zur Klinik und Pathogenese der "chronischen lymphozytären Meningitis". Arch. Psychiat. Nervenkr. 117 (1944) 161

David, J.R., David, R.A.: Cellular hypersensitivity and immunity. Inhibition of macrophage migration and the lymphocyte mediators. Progr.Allergy 16, 3oo (1972)

Erbslöh, F., K. Kohlmeyer: Über polytope Erkrankungen des peripheren Nervensystems bei lymphozytärer Meningitis. Fortschr. Neurol.Psychiat. 36 (1968) 321

Garin, Ch., Bujadoux: Paralysie par les Tiques J. Méd.Lyon 765 (1922)

Gelbjerg-Hansen, G.: Erythema chronicum migrans Afzelii and meningitis after a tick bite. Acta derm-venerol. (Stockh.) 25 (1945) 458

Hellerström, S.: Erythema chronicum migrans Afzelii. Acta derm.-venerol. (Stockh.) 11 (193o) 315

Hörstrup, P., A. Ackermann: "Durch Zecken übertragene Meningopolyneuritis" Aus Fortschr. Neurol. Psychiat. 41/1973, S. 583

Müller, W.: Experimentelle Untersuchungen über
das Vorkommen von Arboviren in Unterfranken.
II. Charakterisierung zweier isolierter Virusstämme. Zbl. Bakt., I. Abt. Orig. 214, 465-479 (1970)


Rehse-Küpper, B., v. Dánielová, R. Ackermann:
Isolierung eines für Mäuse pathogenen Virus aus
Ixodes ricinus (L.) in Nordrhein-Westfalen und
in Oberschwaben. Zbl. Bakt. Hyg., I. Abt. Orig.
A224, 168-177 (1973)

Stickl, H., Engelhardt, J.: Die Gewebeimmunität nach
der Pockenimpfung.
Münch. med. Wschr. 1o6, 23o2-23o4 (1964)


Schaltenbrand, G.: Radikulomyelomeningitis nach Zeckenbiß. Münch. med. Wschr. 18 (1962) 829


Wolf, G.: Über die chronische lymphozytäre Meningitis
unter dem Bilde der Polyneuritis (Bannwarth). Fortschr.
Neurol. Psychiat. 38 (1970) 221

Tab.1: Immunzytolysetest mit TET-Virusantigen bei Meningopolyneuritis Garin-Bujadoux-Bannwarth (MP) Erythema chronicum migrans (ECM), Normalpersonen (N), Nerven-(E) und Hautkrankheiten (H)

|     |      | n  | 0 (0-15%) | + (15-30%) | ++ (30-45%) | +++ (45-60%) | ++++ (60-100%) |
|-----|------|----|-----------|------------|-------------|--------------|----------------|
| MP  | 1.+) | 18 | 2         | 5          | 4           | 6            | 1              |
|     | 2.   | 9  | 1         | 4          | 3           | -            | 1              |
|     | 3.   | 1  | -         | -          | -           | 1            | -              |
|     | 4.   | 1  | -         | 1          | -           | -            | -              |
| ECM | 1.   | 30 | 5         | 6          | 10          | 6            | 3              |
|     | 2.   | 27 | 1         | 5          | 12          | 7            | 2              |
|     | 3.   | 25 | 4         | 5          | 11          | 4            | 1              |
|     | 4.   | 13 | -         | 4          | 3           | 6            | -              |
|     | 5.   | 4  | 1         | 1          | 1           | 1            | -              |
|     | 6.   | 1  | -         | -          | 1           | -            | -              |
| N   |      | 29 | 27        | -          | -           | -            | 2              |
| Ne  |      | 40 | 16        | 9          | 7           | 7            | 1              |
| H   |      | 39 | 19        | 11         | 3           | 1            | -              |

+) = Ordnungszahl der Untersuchung

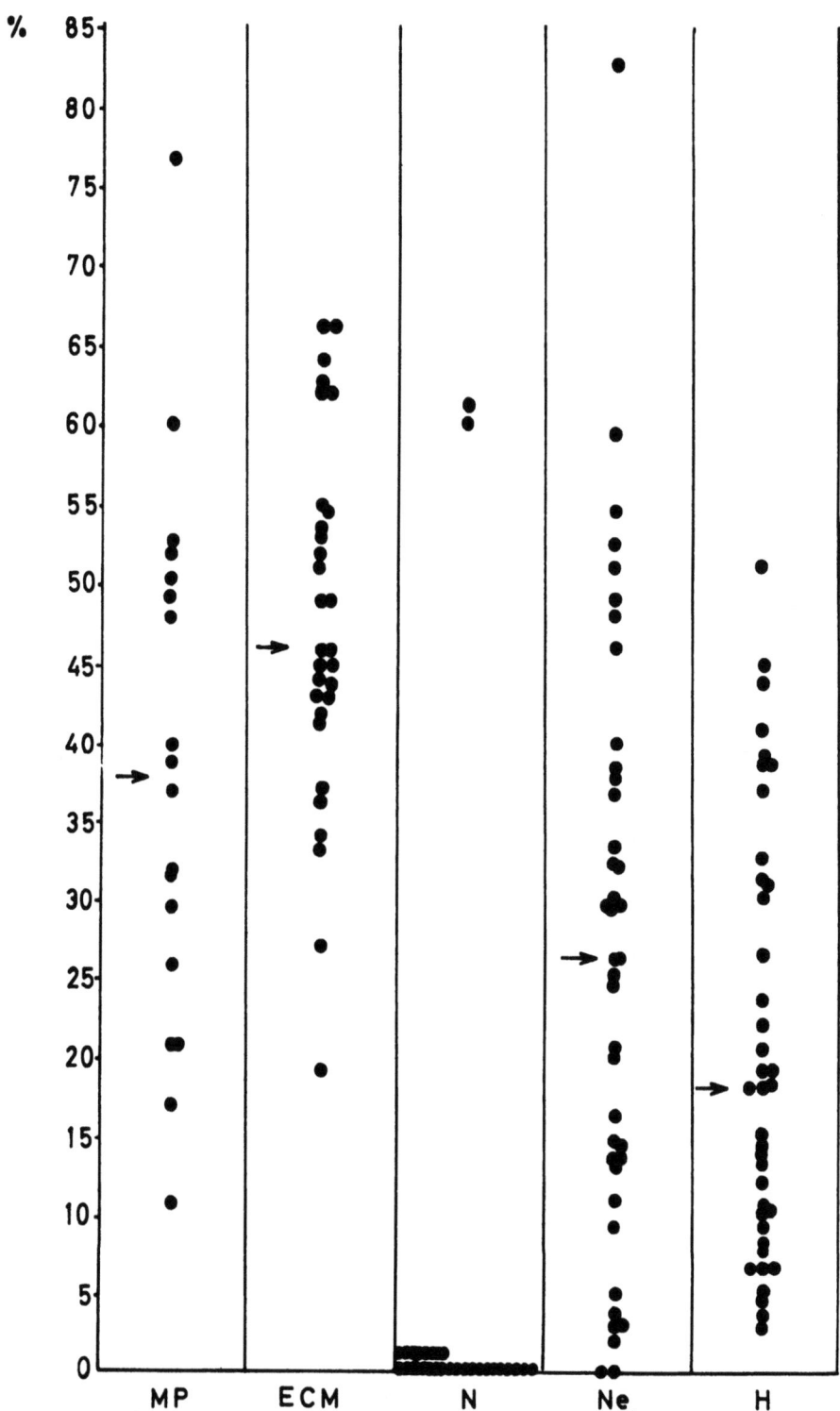

**Abb. 1:** Immunzytolysetest mit TET-Virusantigen. Symbole siehe Tab. 1

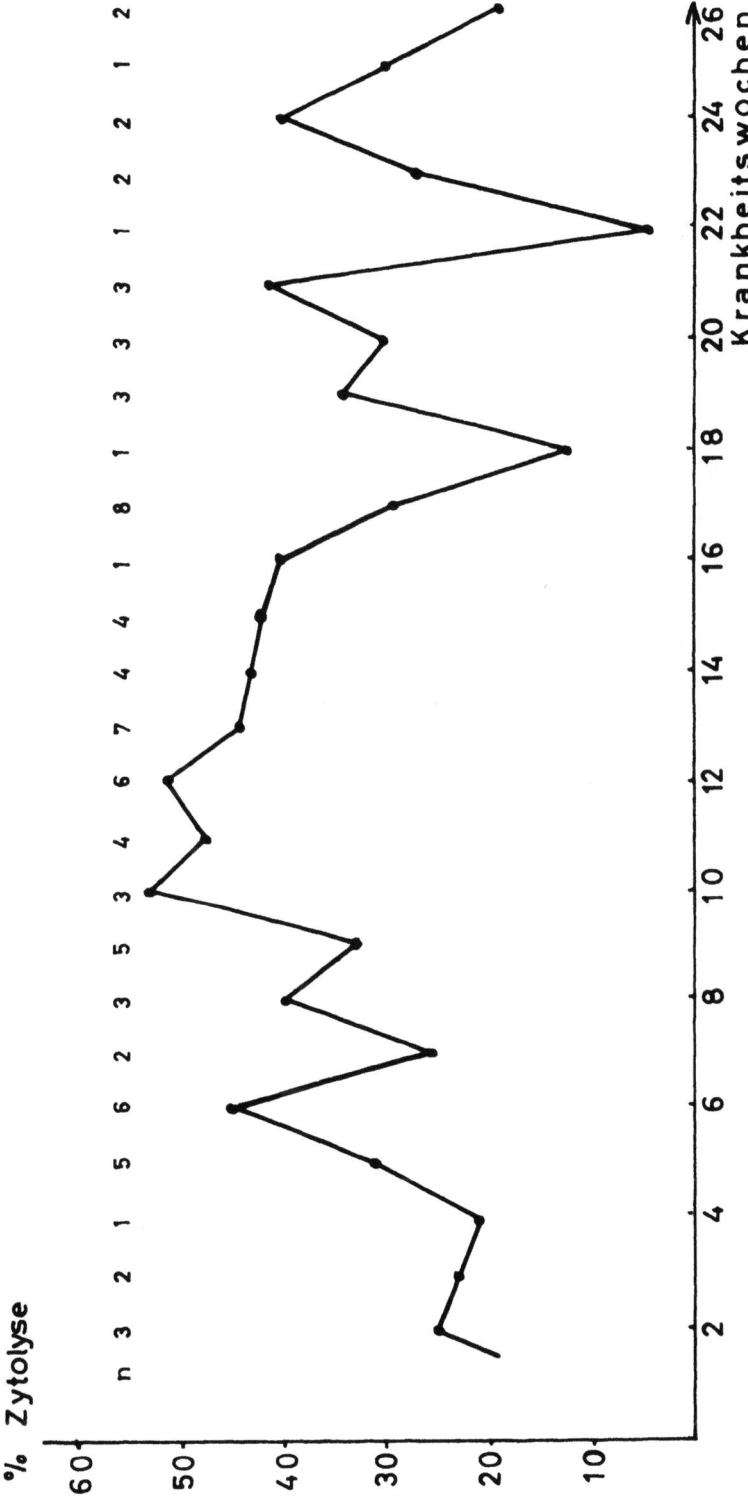

Abb. 2: Immunzytolysetest bei ECM (Medianwerte)

Tab.2. Migrationshemmtest mit TET-Virusantigen bei Meningopolyneuritis Garin - Bujadoux - Bannwarth (MP), Erythema chronicum migrans (ECM), Nerven-(Ne) und Hautkrankheiten(H)

| | n | 0 (0-20%) | + (20-40%) | ++ (40-60%) |
|---|---|---|---|---|
| MP | 8 | 1 | 6 | 1 |
| ECM | 18 | - | 16 | 2 |
| Ne | 33 | 23 | 9 | 1 |
| H | 24 | 17 | 6 | 1 |

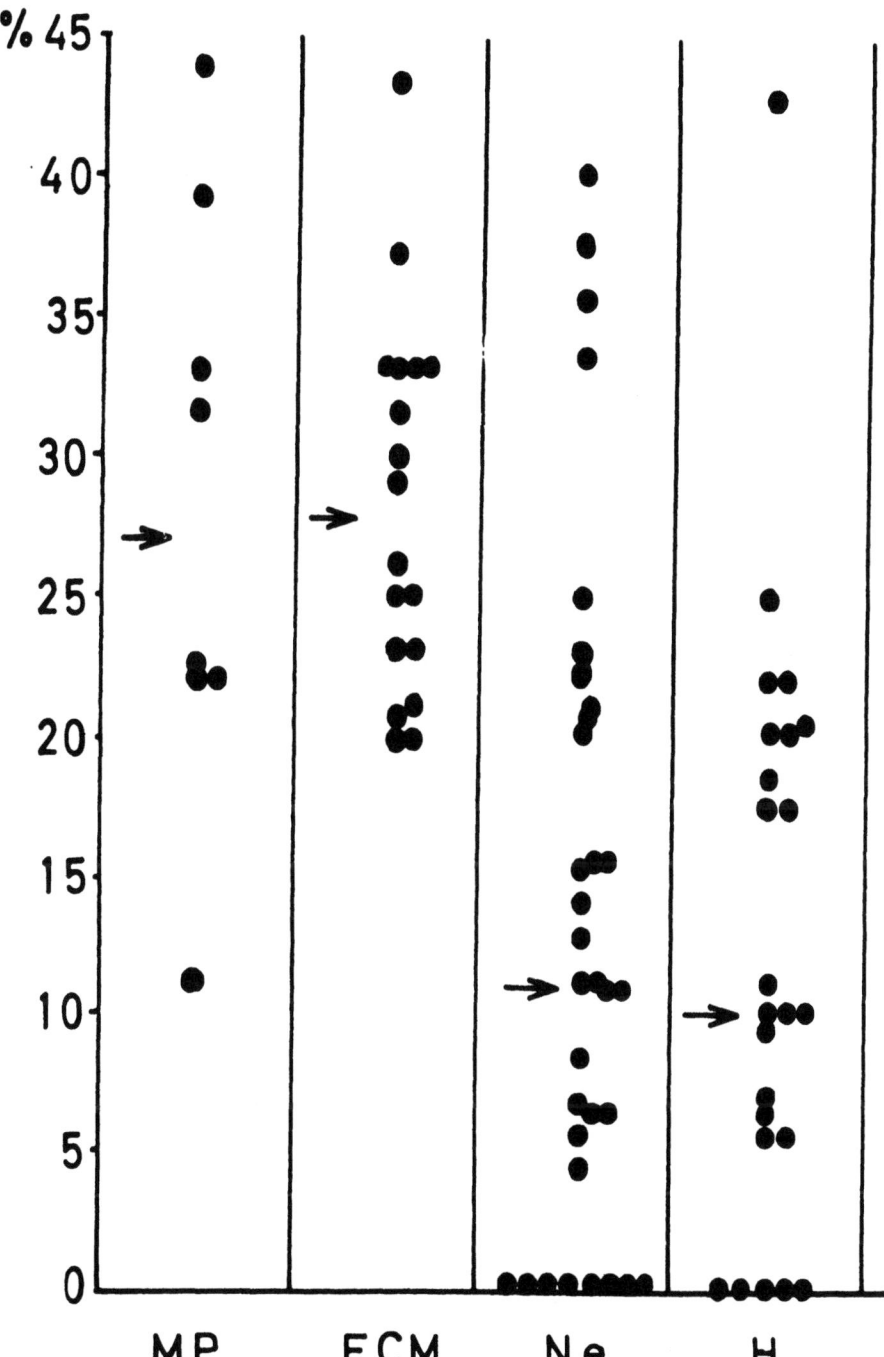

Abb. 3: Migrationshemmtest mit TET-Virusantigen

# FORSCHUNGSBERICHTE
## des Landes Nordrhein-Westfalen

*Herausgegeben
vom Minister für Wissenschaft und Forschung*

Die „Forschungsberichte des Landes Nordrhein-Westfalen" sind in zwölf Fachgruppen gegliedert:

Geisteswissenschaften
Wirtschafts- und Sozialwissenschaften
Mathematik / Informatik
Physik / Chemie / Biologie
Medizin
Umwelt / Verkehr
Bau / Steine / Erden
Bergbau / Energie
Elektrotechnik / Optik
Maschinenbau / Verfahrenstechnik
Hüttenwesen / Werkstoffkunde
Textilforschung

Die Neuerscheinungen in einer Fachgruppe können im Abonnement zum ermäßigten Serienpreis bezogen werden. Sie verpflichten sich durch das Abonnement einer Fachgruppe nicht zur Abnahme einer bestimmten Anzahl Neuerscheinungen, da Sie jeweils unter Einhaltung einer Frist von 4 Wochen kündigen können.

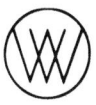

SPRINGER FACHMEDIEN WIESBADEN GMBH

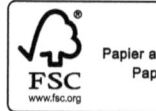

If you have any concerns about our products,
you can contact us on
**ProductSafety@springernature.com**

In case Publisher is established outside the EU,
the EU authorized representative is:
**Springer Nature Customer Service Center GmbH
Europaplatz 3, 69115 Heidelberg, Germany**

Printed by Libri Plureos GmbH
in Hamburg, Germany